This Book Belongs to:

_____

BABY Speech

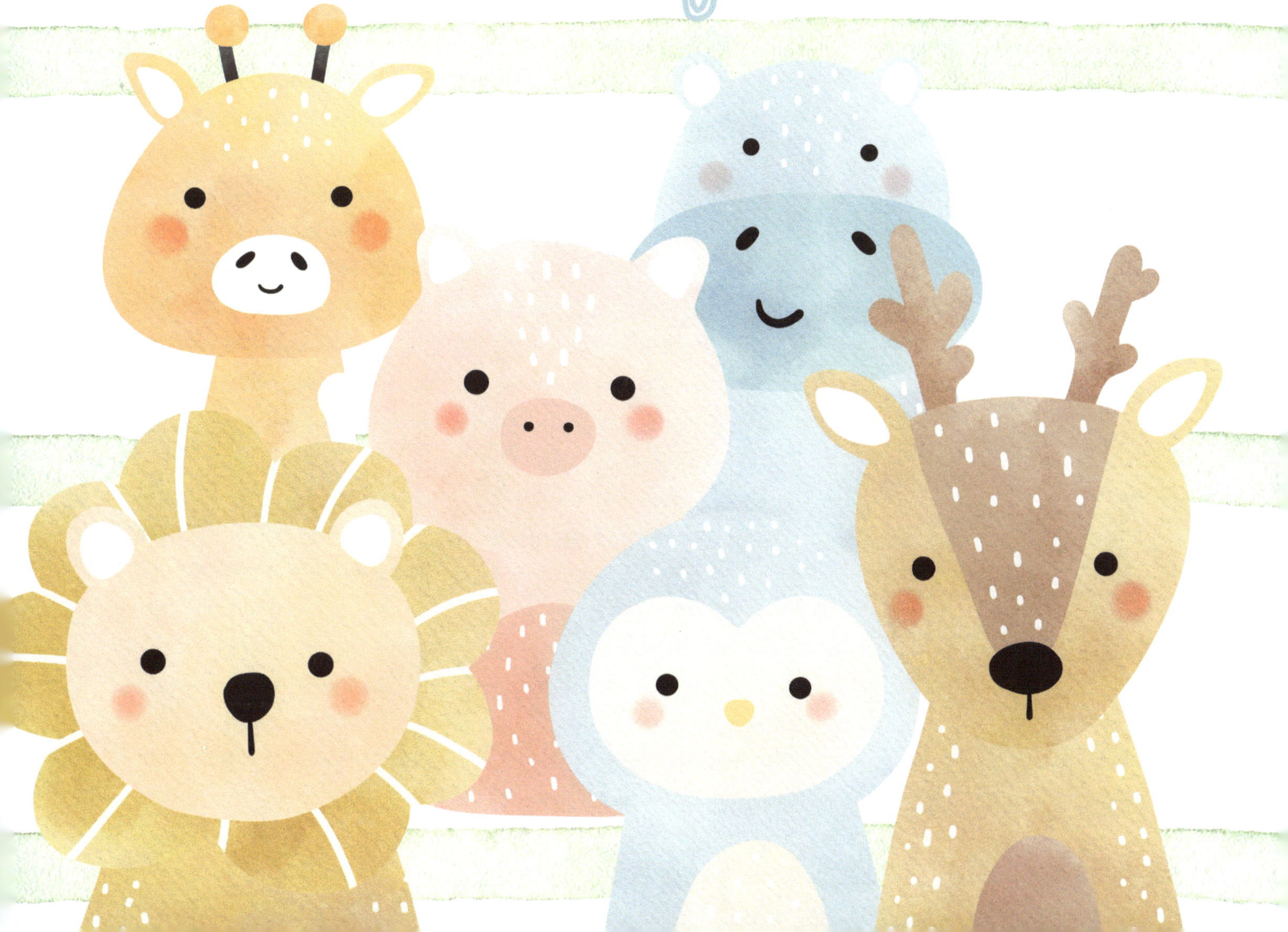

BABY Giraffe loves to say

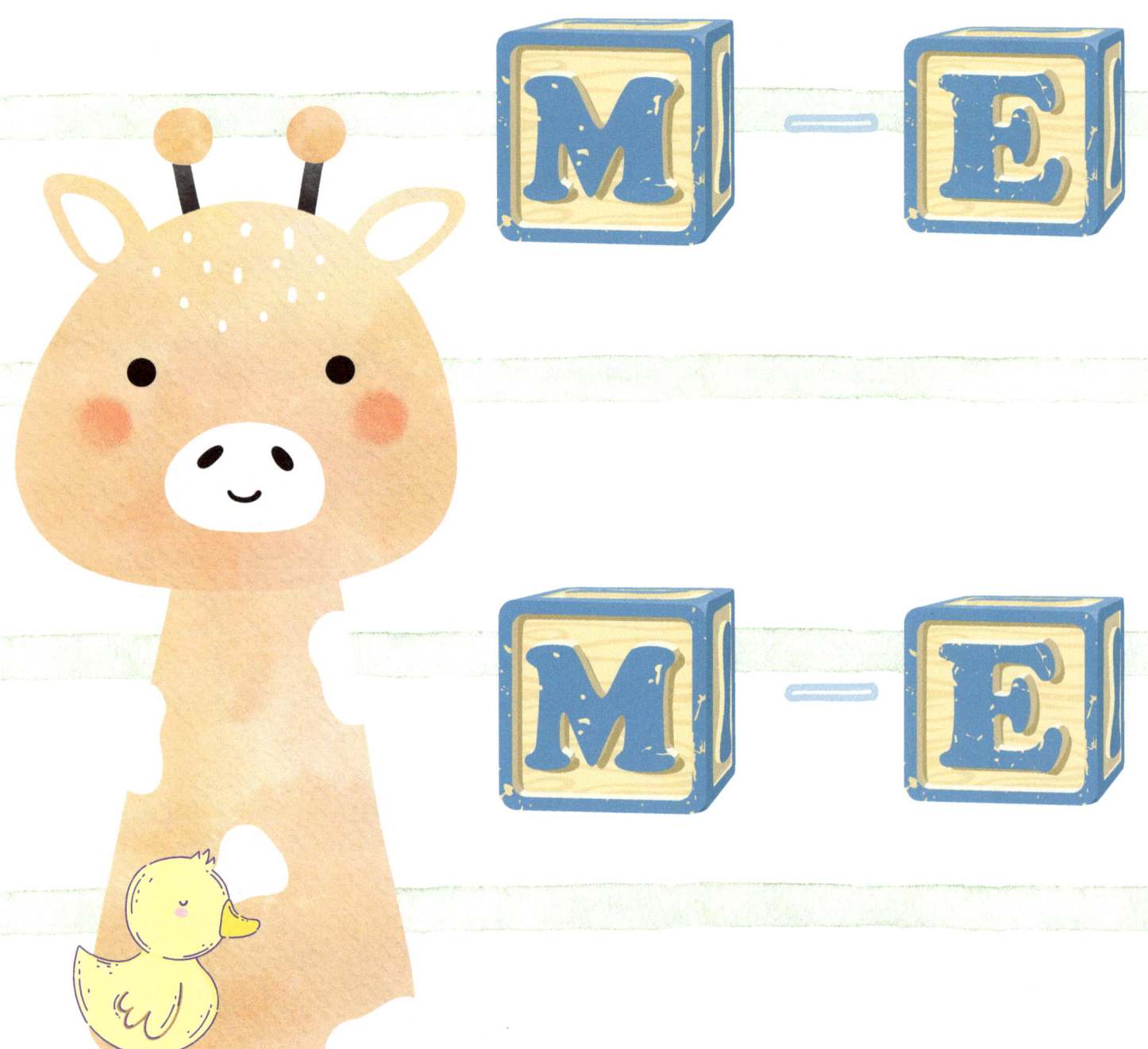

M - E

M - E

Baby Giraffe loves to say

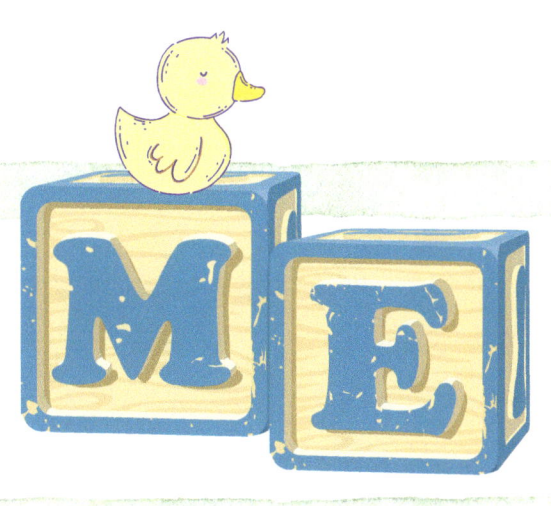
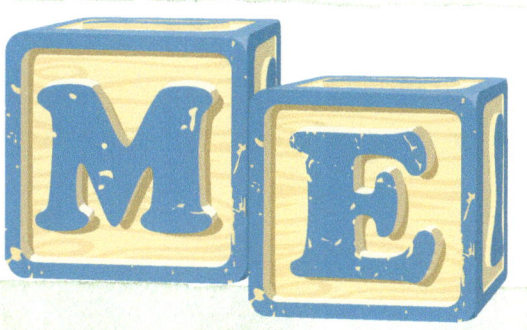
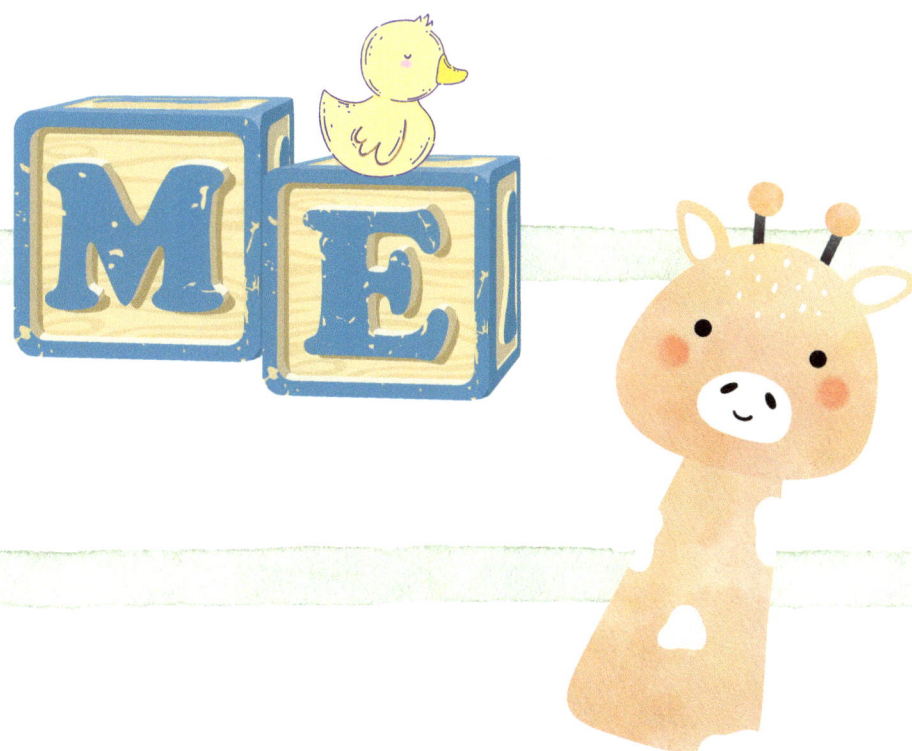

Goodbye

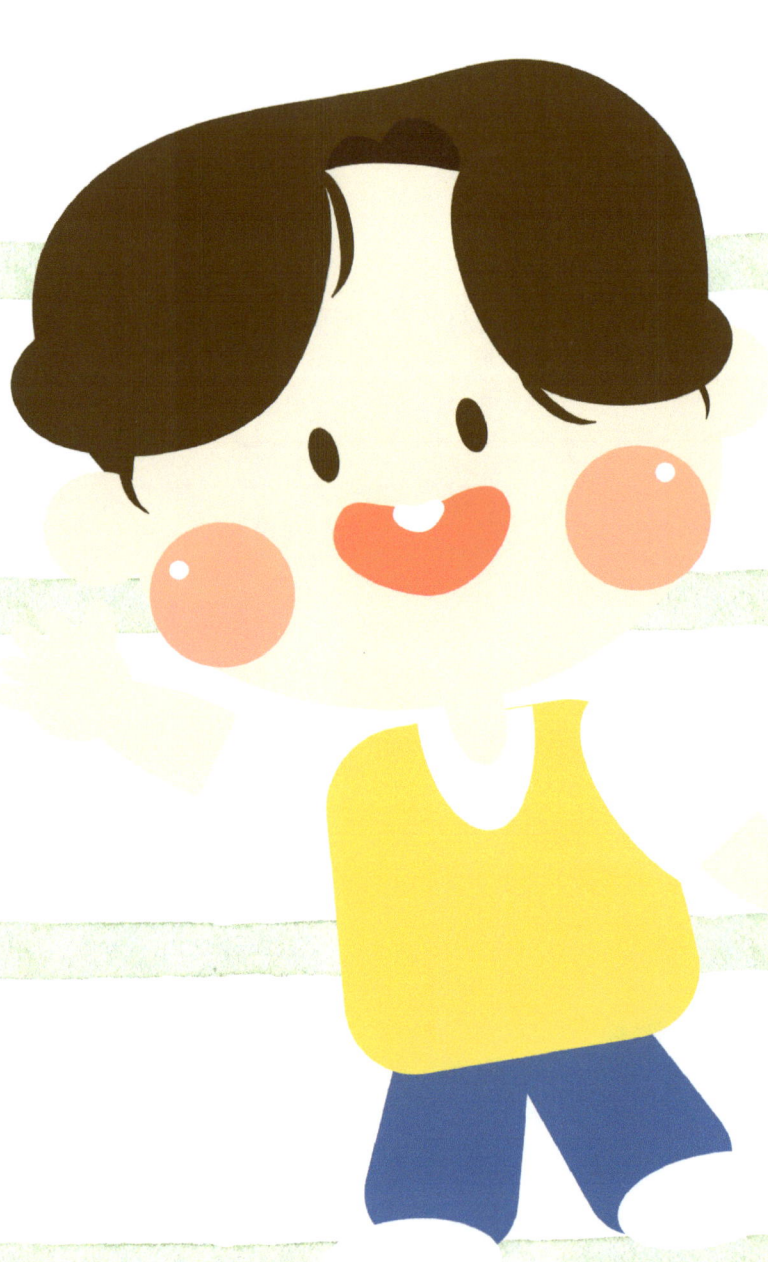

BABY

Giraffe

BABY Lion loves to say

N-O

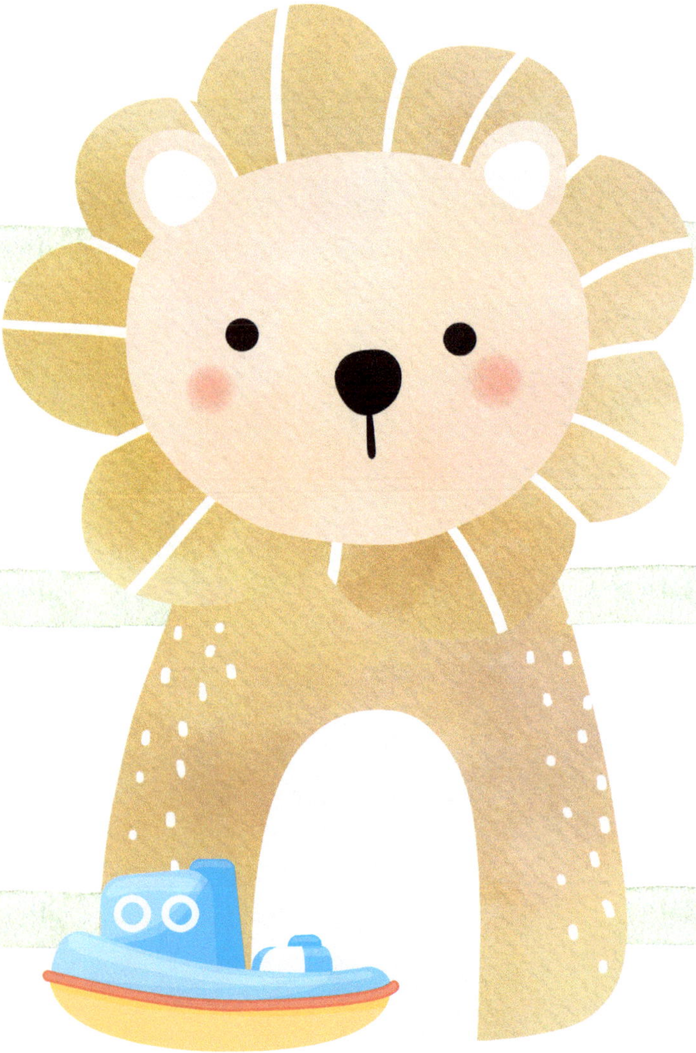

N-O

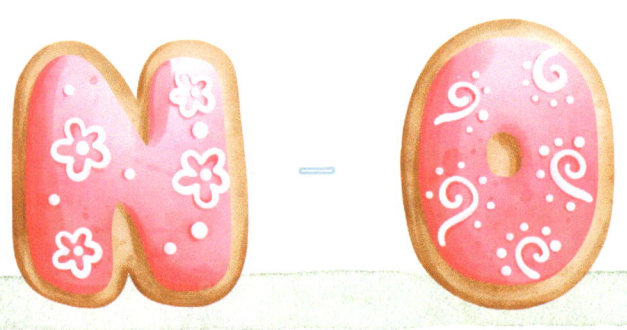

BABY Lion loves to say

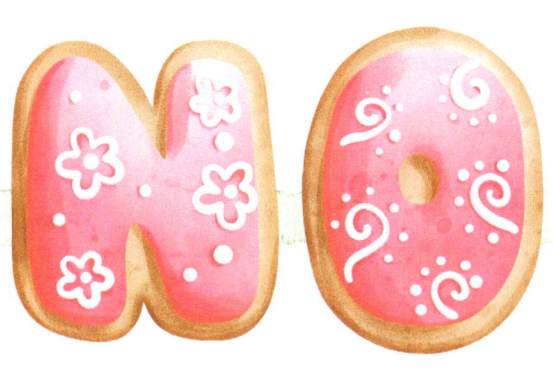
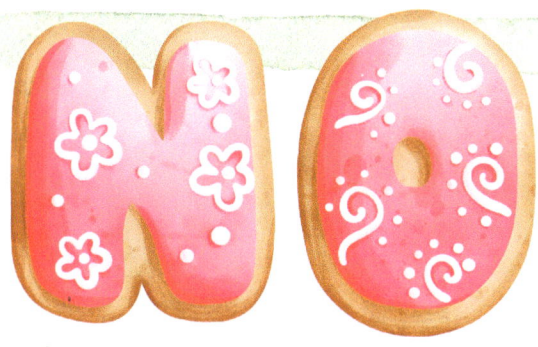

Goodbye

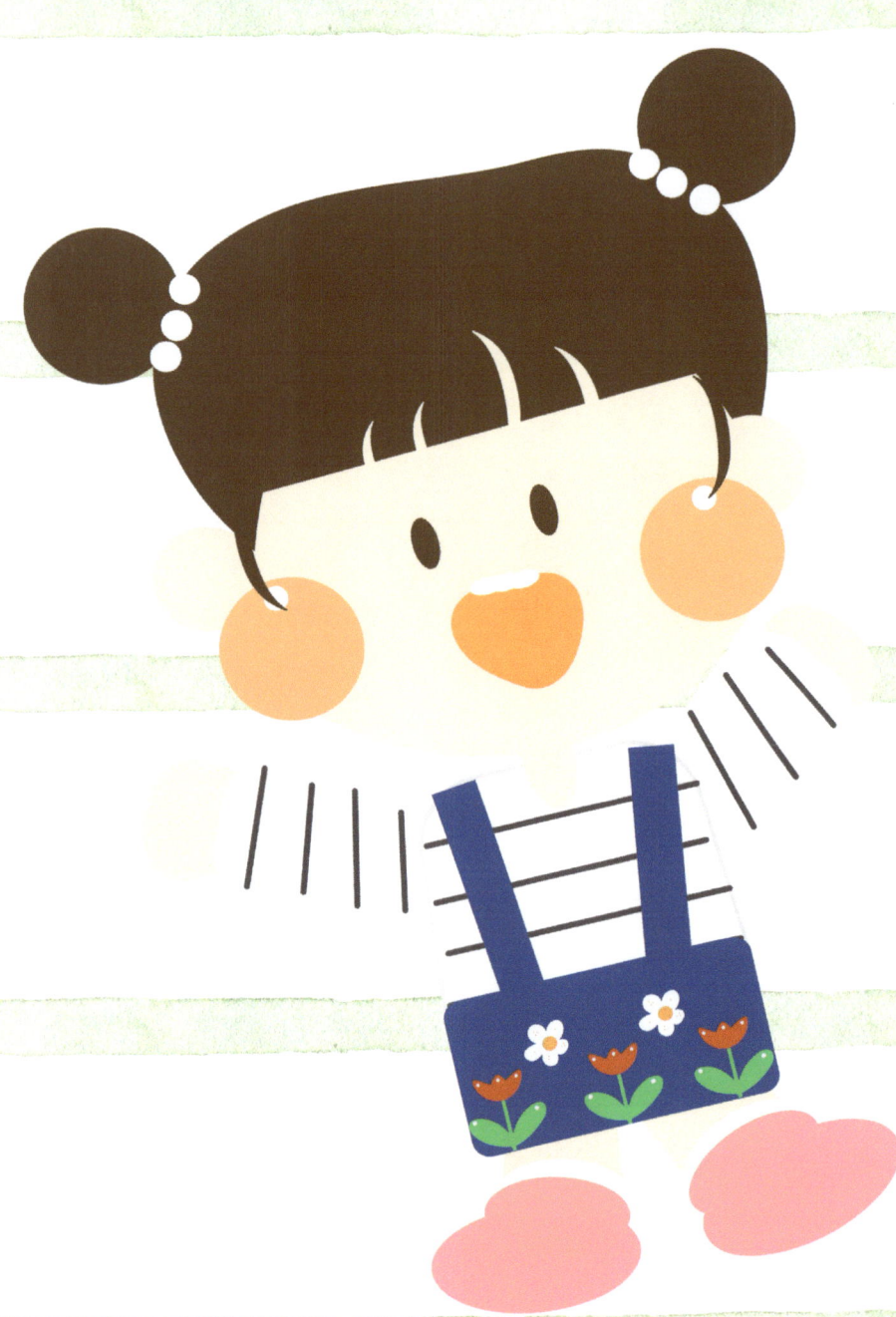

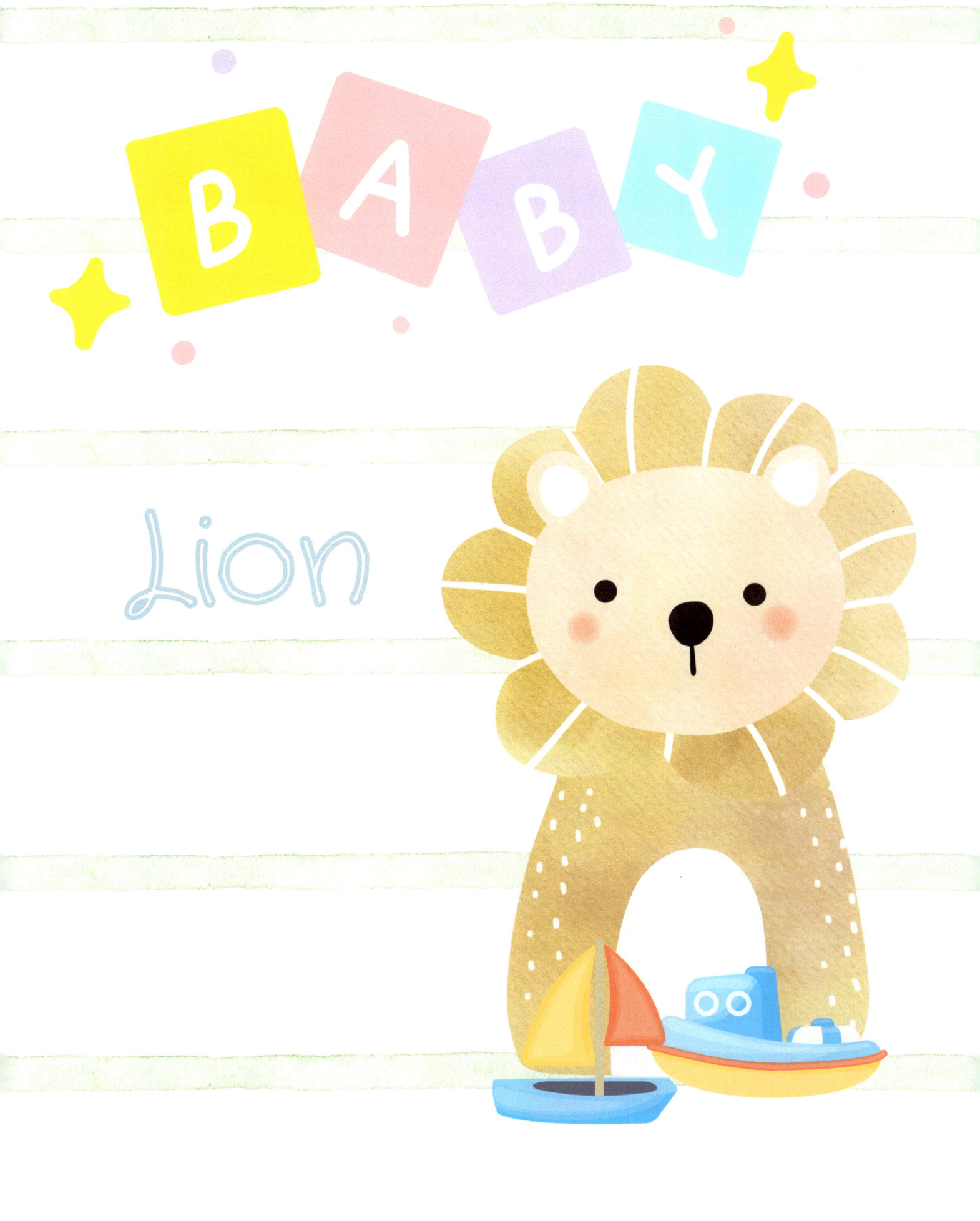

BABY Penguin loves to say

c-o

c-o

Baby Penguin loves to say

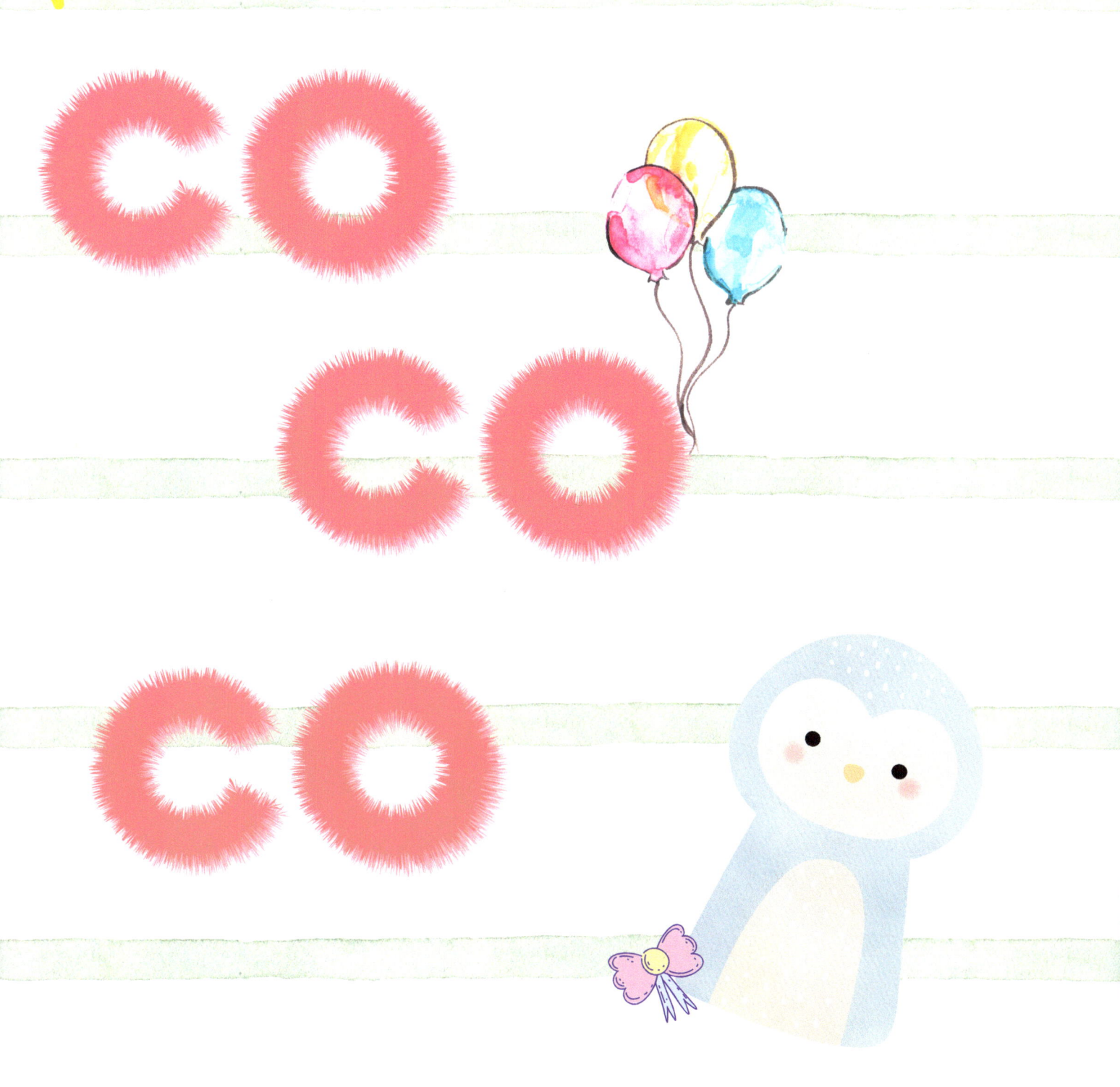

CO
CO
CO

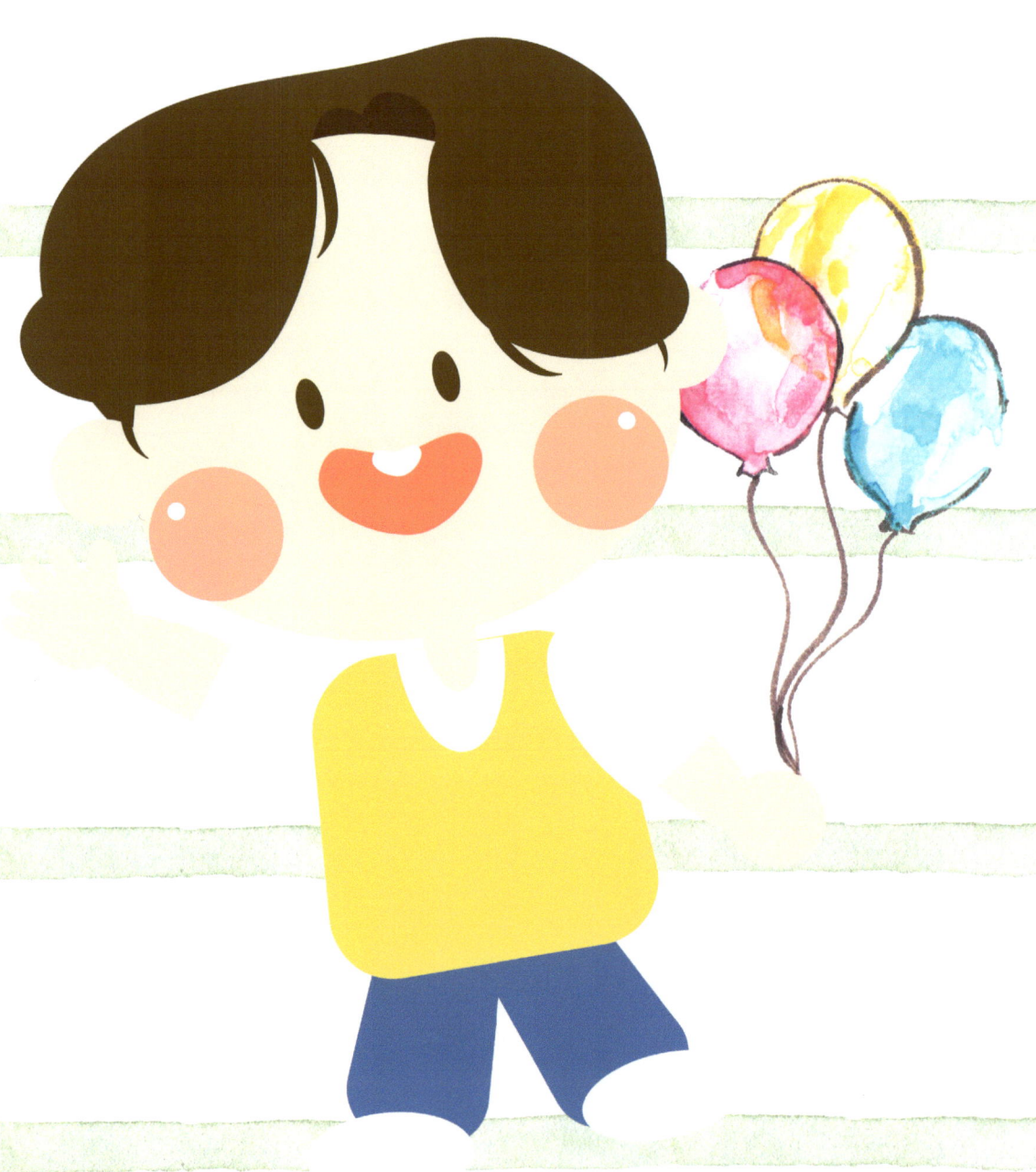

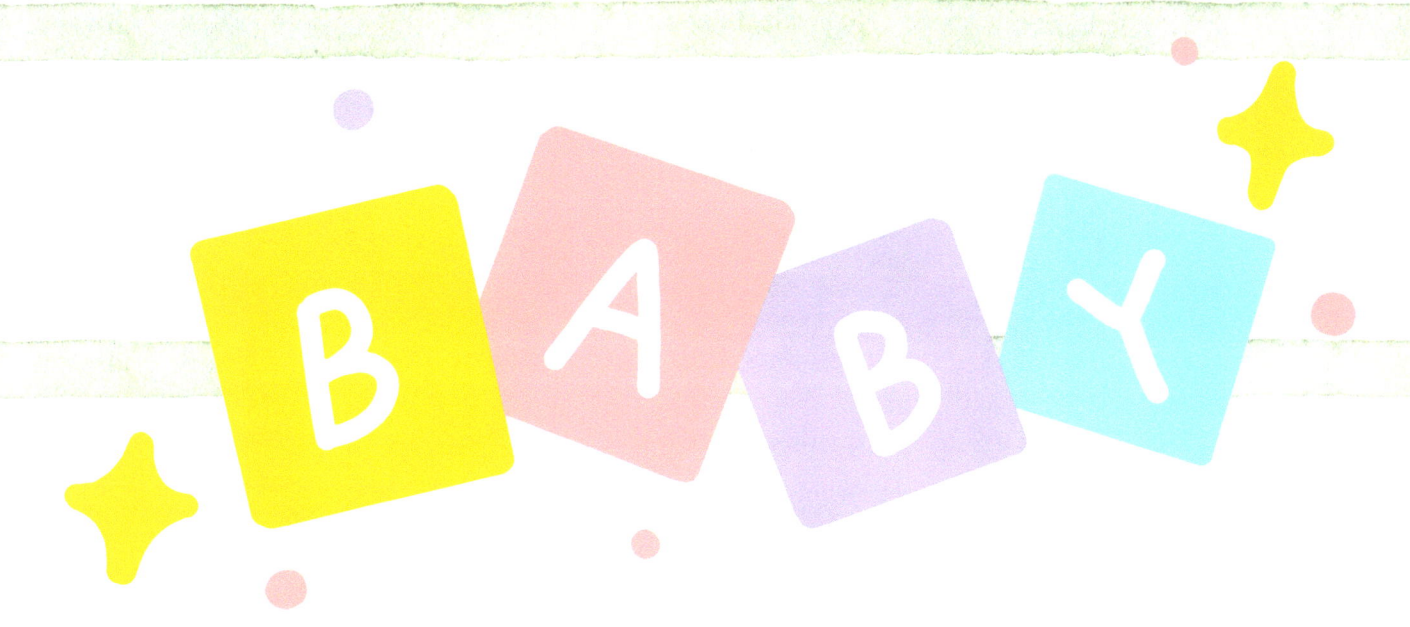

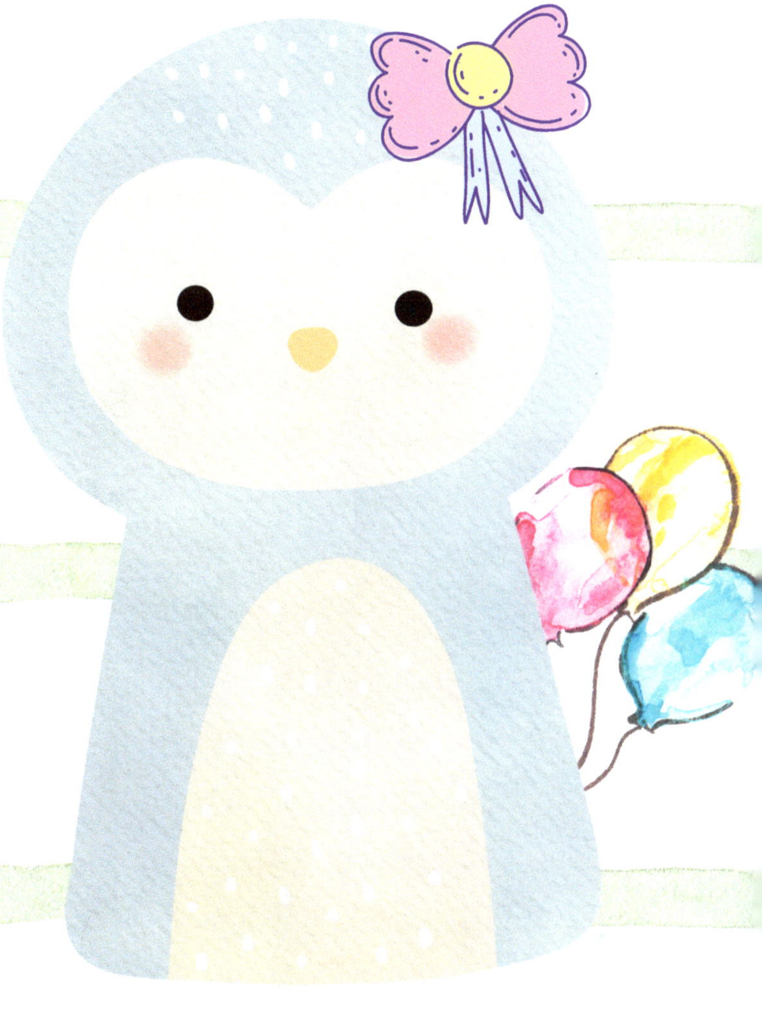

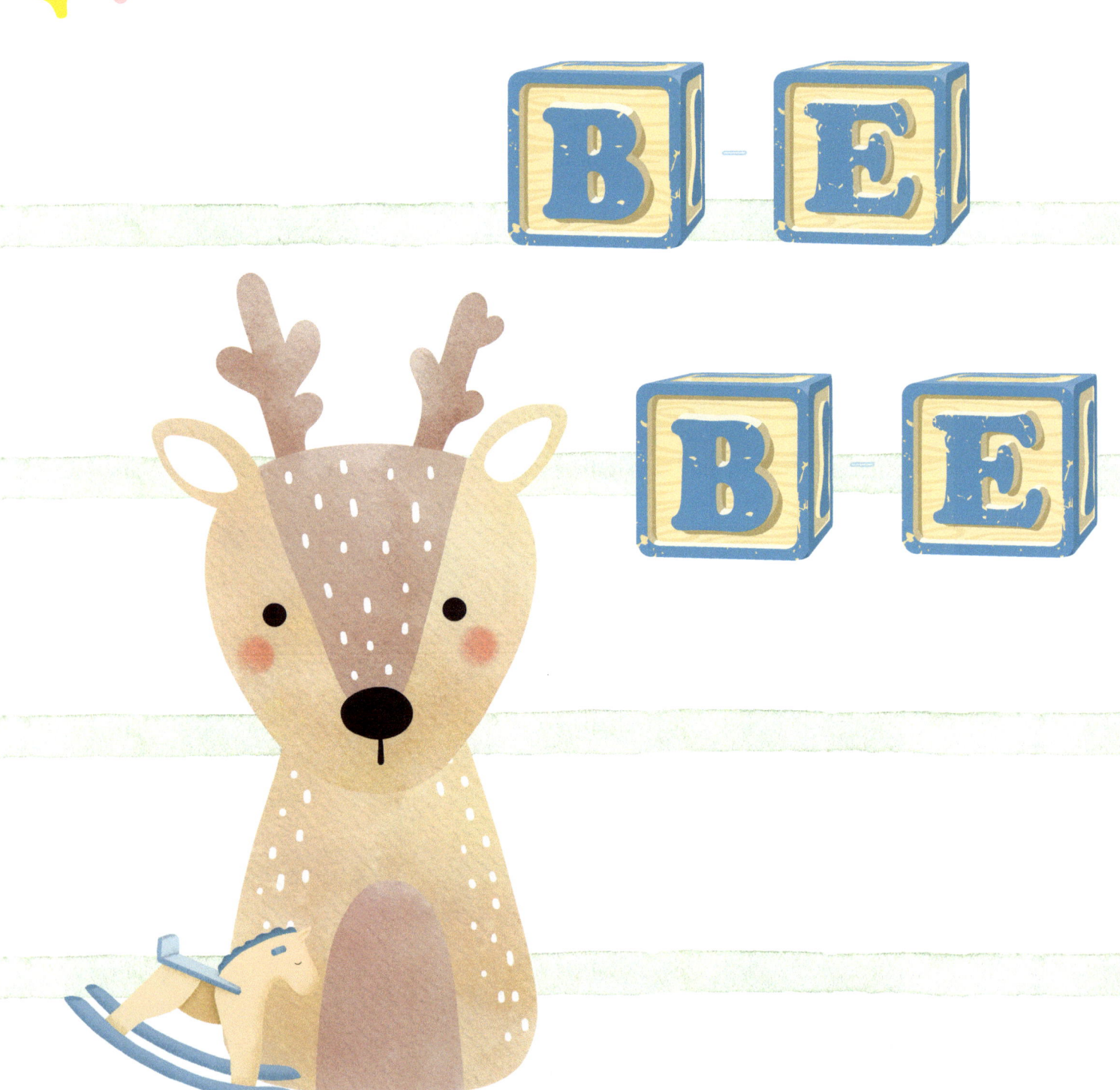

BABY Deer loves to say

BE
BE
BE

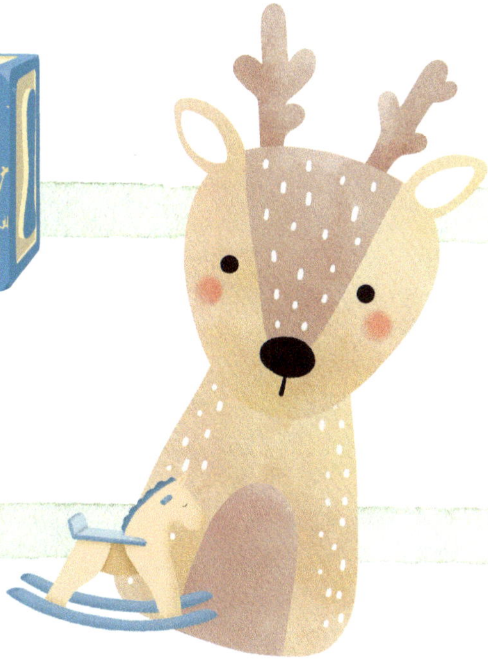

Goodbye

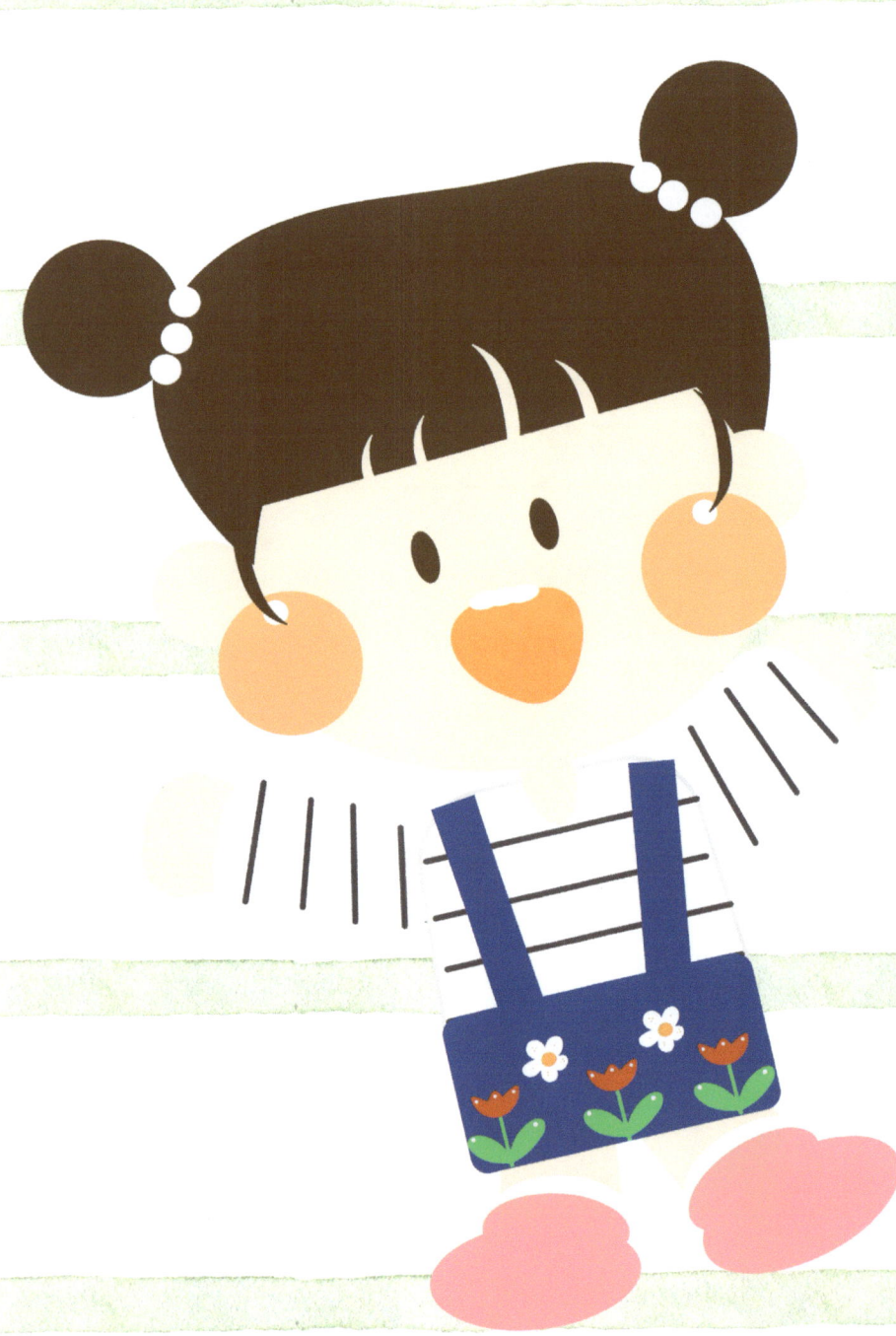

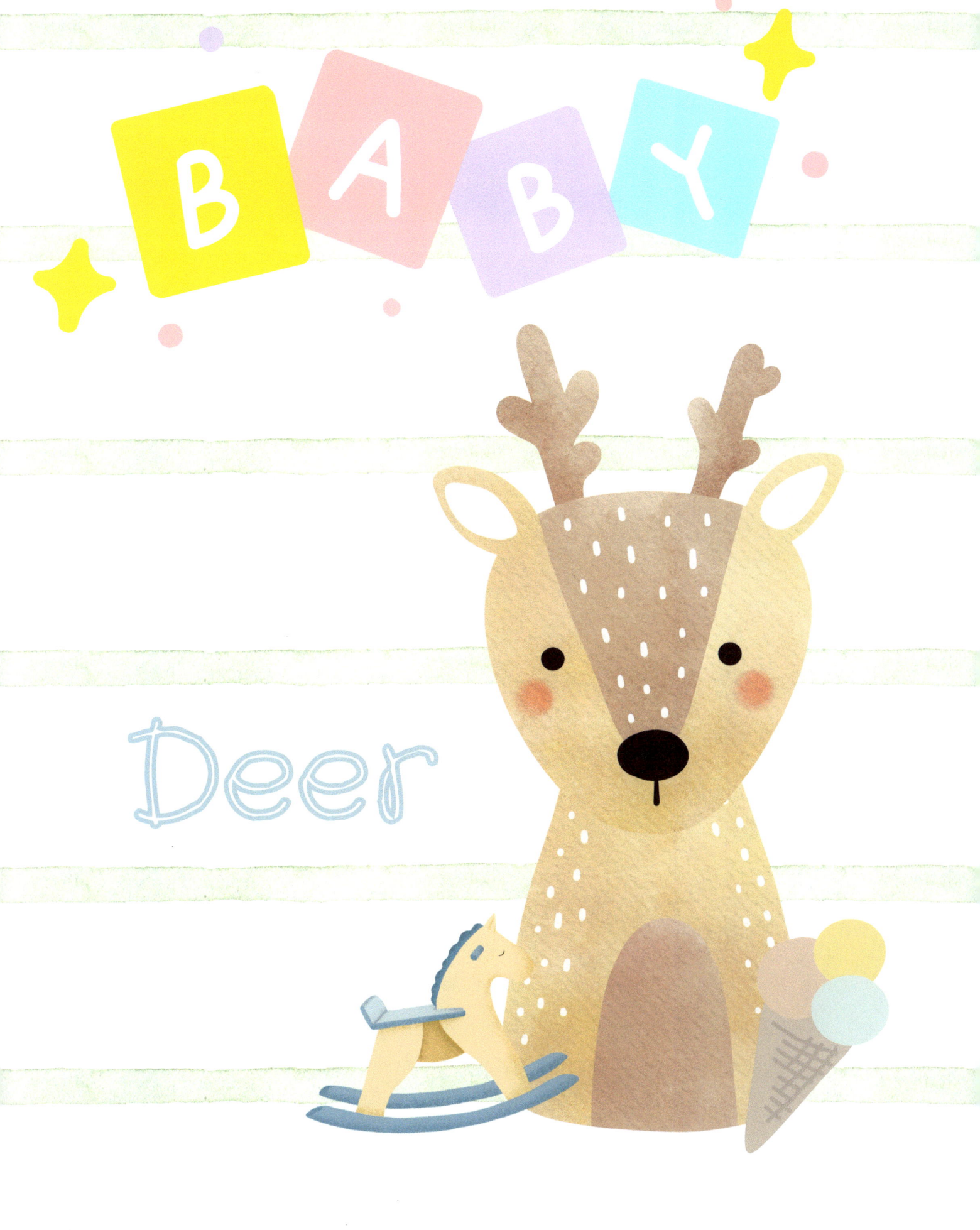

BABY Piggy loves to say

wr - e

wr - e

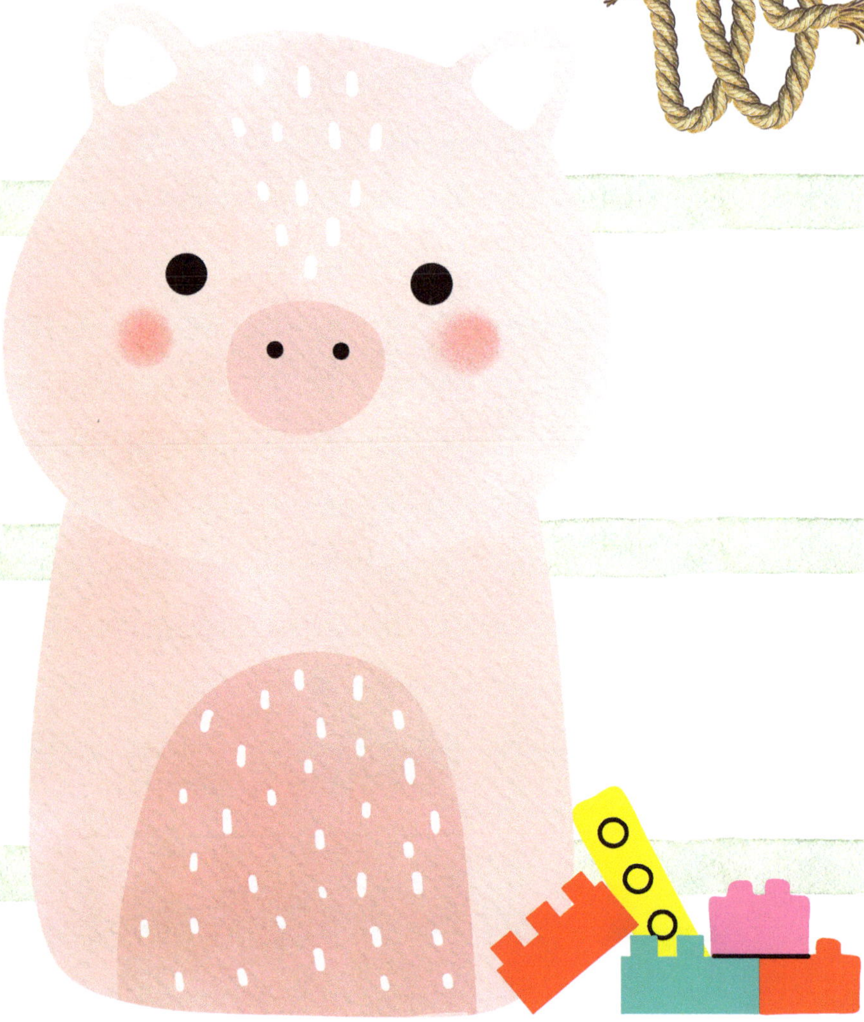

BABY Piggy loves to say

we

we

we

Goodbye

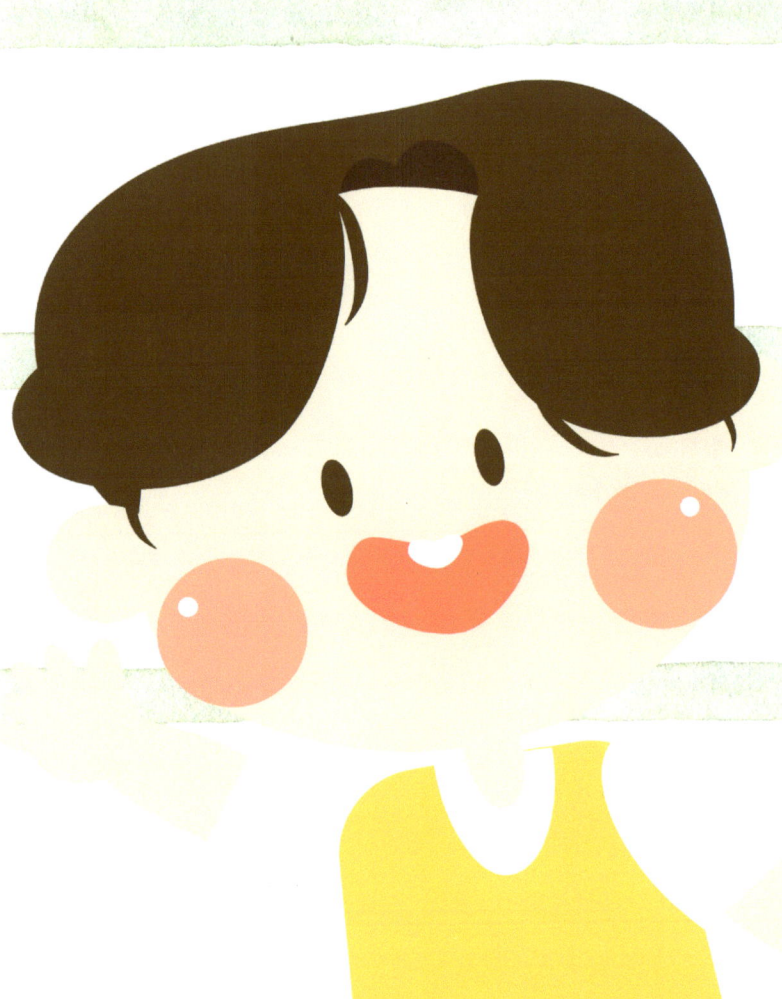

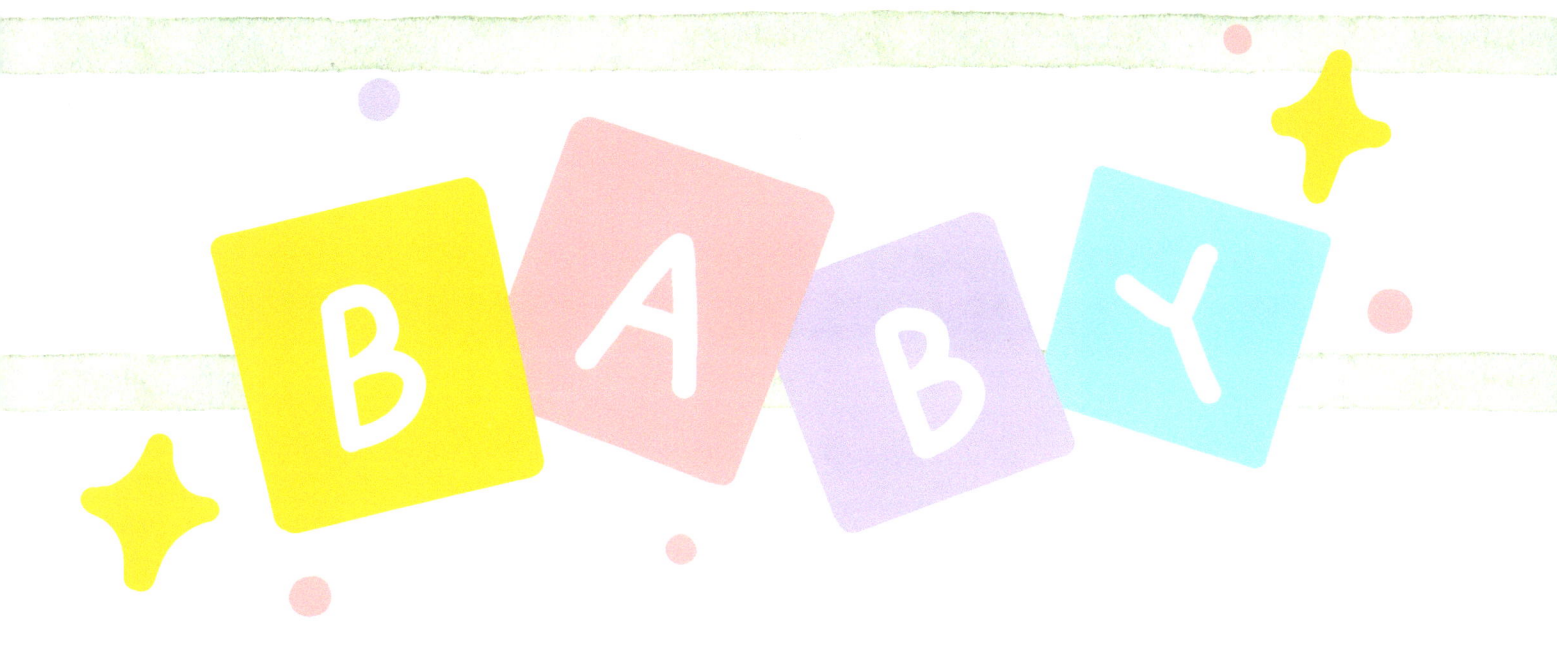

Piggy

BABY Hippo loves to say

GO
GO

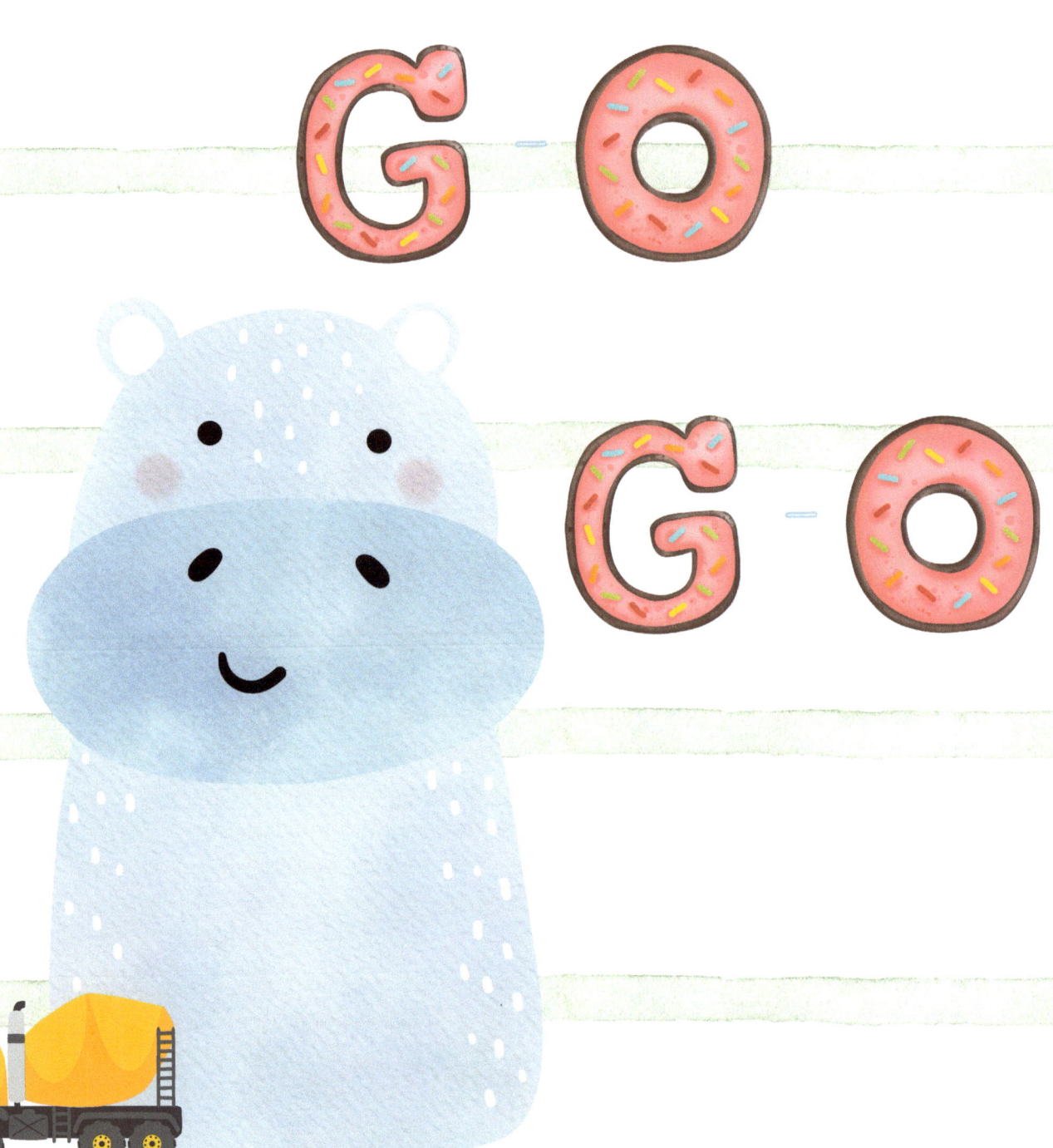

BABY Hippo loves to say

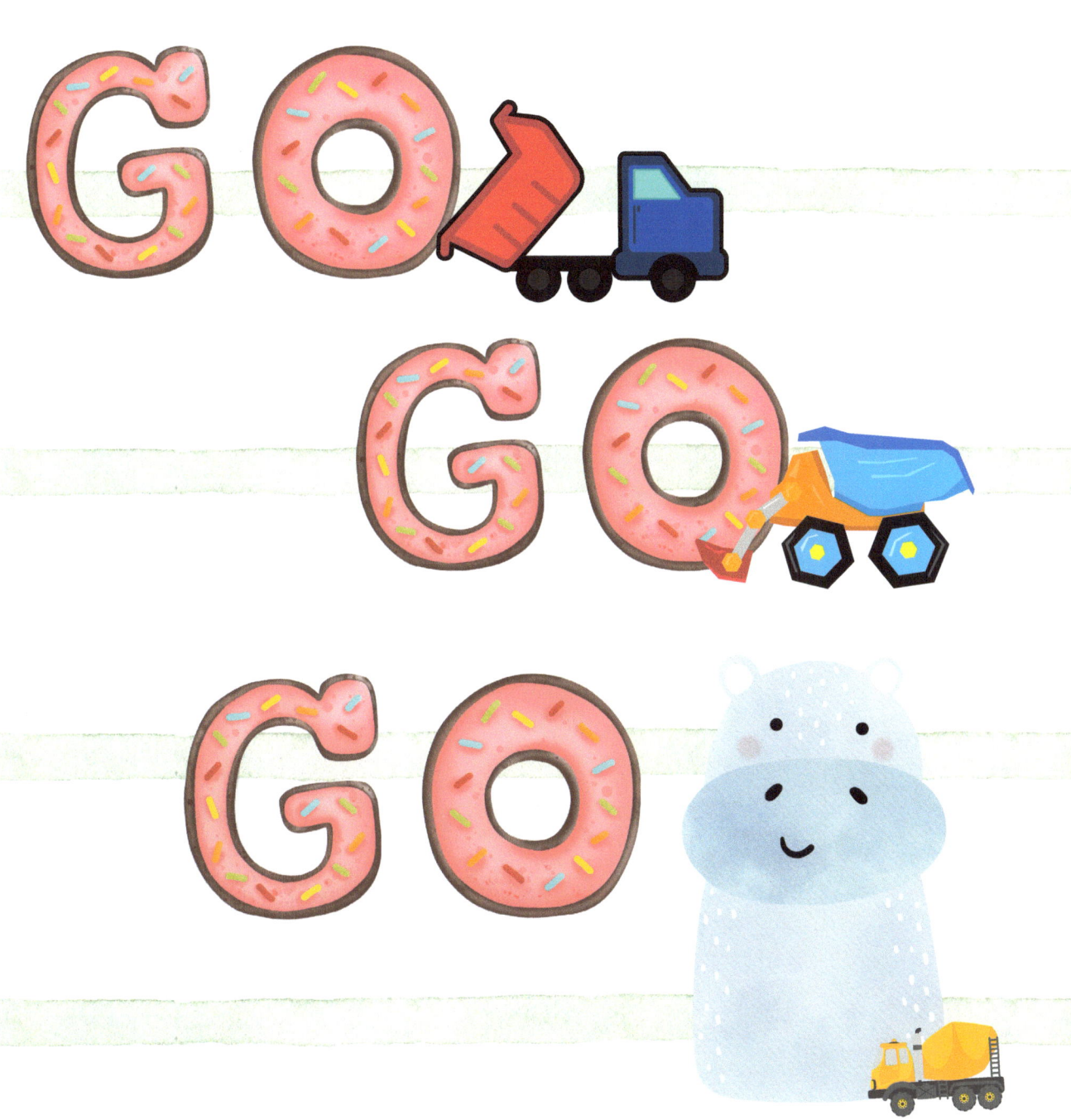

GO
GO
GO

Goodbye

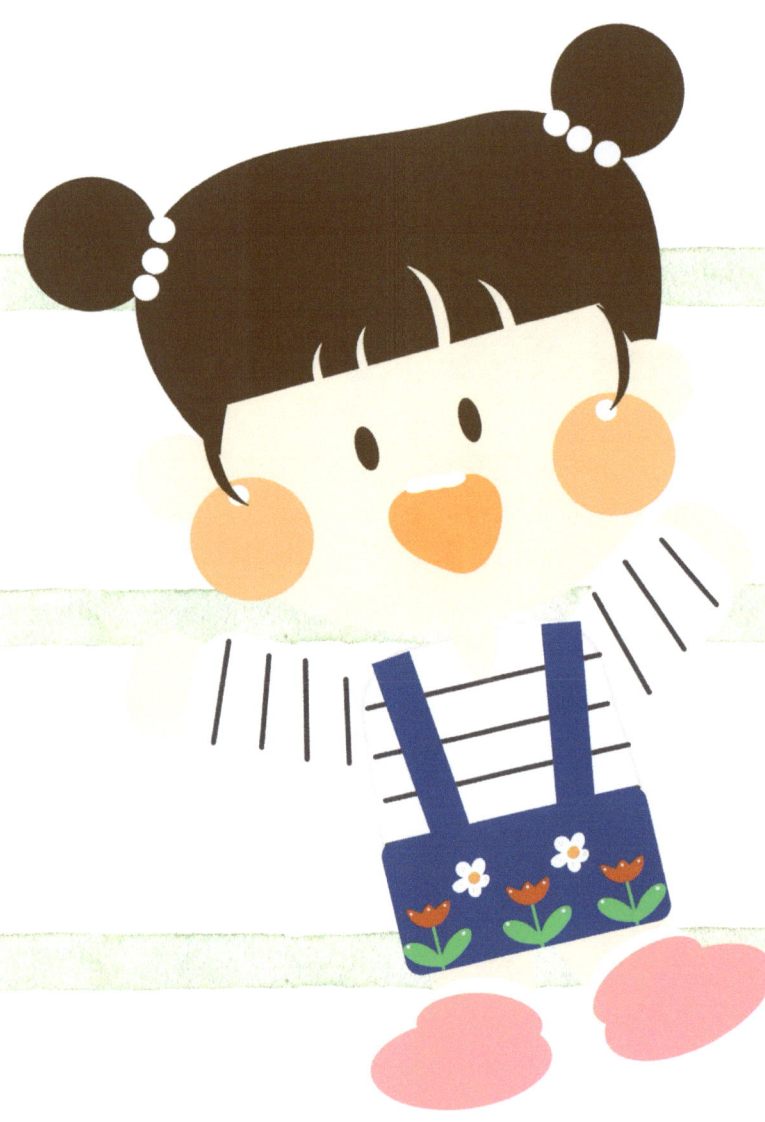

BABY

Hippo

Goodbye Animals

BABY

www.ingramcontent.com/pod-product-compliance
Lightning Source LLC
Chambersburg PA
CBHW051833210526
45473CB00005B/1851